Libro de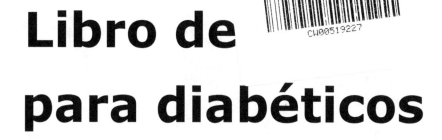
para diabéticos

Aprenda las recetas más
rápidas y saludables para
controlar la diabetes.
Descubra cuatro programas
alimentarios diferentes con los
mejores alimentos que
revertirán su condición.

ÍNDICE DE CONTENIDOS

Copyright 2020 por Terry Jecon - Todos los derechos reservados.

El siguiente Libro se reproduce a continuación con el objetivo de proporcionar información lo más precisa y fiable posible. Sin embargo, la compra de este libro puede considerarse como un consentimiento al hecho de que tanto el editor como el autor de este libro no son de ninguna manera expertos en los temas discutidos en el mismo y que cualquier recomendación o sugerencia que se hace aquí es sólo para fines de entretenimiento. Se debe consultar a los profesionales que sean necesarios antes de emprender cualquier acción respaldada en este libro.

Esta declaración es considerada justa y válida tanto por la American Bar Association como por el Comité de la Asociación de Editores y es legalmente vinculante en todo Estados Unidos.

Además, la transmisión, duplicación o reproducción de cualquiera de las siguientes obras, incluida la información específica, se considerará un acto ilegal, independientemente de si se realiza de forma electrónica o impresa. Esto se extiende a la creación de una copia secundaria o terciaria de la obra o de una copia grabada y sólo se permite con el consentimiento expreso por escrito de la Editorial. Todos los derechos adicionales están reservados.

La información contenida en las siguientes páginas se considera, en términos generales, una exposición veraz y exacta de los hechos y, como tal, cualquier falta de atención, uso o mal uso de la información en cuestión por parte del lector hará que cualquier acción resultante sea únicamente de su incumbencia. No existe ningún escenario en el que el editor o el autor original de esta obra puedan ser considerados de alguna manera responsables de cualquier dificultad o daño que pueda ocurrirles después de emprender la información aquí descrita.

Además, la información contenida en las páginas siguientes tiene únicamente fines informativos, por lo que debe considerarse universal. Como corresponde a su naturaleza, se presenta sin garantía de su validez prolongada ni de su calidad provisional. Las marcas comerciales que se mencionan se hacen sin el consentimiento por escrito y no pueden considerarse en modo alguno como un respaldo del titular de la marca.

Patatas al romero

Tiempo de preparación: 5 minutos
Tiempo de cocción: 25 minutos
Raciones: 2
Ingredientes:

- 1lb de patatas rojas

- 1 taza de caldo de verduras

- 2 cucharadas de aceite de oliva

- 2 cucharadas de ramitas de romero

Direcciones:

1.Coloca las patatas en la cesta de cocción al vapor y añade el caldo en la olla instantánea.

2.Cueza las patatas al vapor en su olla instantánea durante 15 minutos.

3.Despresurizar y verter el caldo restante.

4.Poner a rehogar y añadir el aceite, el romero y las patatas.

5.Cocinar hasta que se dore.

Nutrición: Por porción:
195 calorías
31g Carbohidratos
1g de grasa

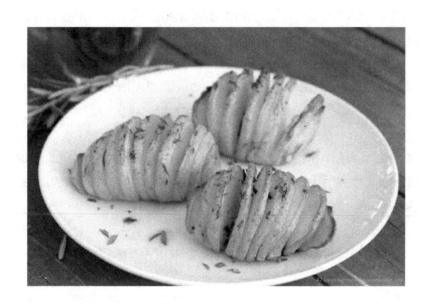

Maíz en mazorca

Tiempo de preparación: 10 minutos
Tiempo de cocción: 5 minutos
Porciones: 12
Ingredientes:

- 6 mazorcas de maíz

Direcciones:

1.Quitar las hojas y la seda del maíz. 2.Cortar o partir cada mazorca por la mitad.

2.Vierta 1 taza de agua en el fondo de la olla a presión eléctrica. Inserte una rejilla o trébol de alambre.

3.Coloque el maíz en posición vertical en la rejilla, con el lado cortado hacia abajo. Sellar la tapa de la olla a presión.

4.Cocer a alta presión durante 5 minutos.

5.Cuando haya terminado, seleccione Cancelar y libere rápidamente la presión.

6.Cuando el pasador caiga, desbloquear y quitar la tapa.

7.Saque el maíz de la olla. Sazone al gusto y sirva inmediatamente.

Nutrición

62 calorías
14g Carbohidratos
1g de fibra

Salmón con chile y limón

Tiempo de preparación: 6 minutos
Tiempo de cocción: 10 minutos
Raciones: 2
Ingredientes:
Para la salsa:

- 1 chile jalapeño

- 1 cucharada de perejil picado

- 1 cucharadita de ajo picado

- 1/2 cucharadita de comino

- 1/2 cucharadita de pimentón

- 1/2 cucharadita de ralladura de lima

- 1 cucharada de miel

- 1 cucharada de zumo de lima

- 1 cucharada de aceite de oliva

- 1 cucharada de agua

Para los peces:

- 2 filetes de salmón, cada uno de unos 5 onzas

- 1 taza de agua

- 1/2 cucharadita de sal

- 1/8 cucharadita de pimienta negra molida

Direcciones:

1.Prepare el salmón y para ello, sazone el salmón con sal y pimienta negra hasta que quede uniformemente cubierto.

2.Enchufa la olla instantánea, inserta la olla interior, vierte el agua, luego coloca la cesta de cocción al vapor y coloca el salmón sazonado en ella.

3.Sellar la olla instantánea con su tapa, pulsar el botón de "vapor", luego pulsar el "temporizador" para ajustar el tiempo de cocción a 5 minutos y cocinar a alta presión, durante 5 minutos.

4.Ponga todos los ingredientes de la salsa en un bol, bátalos hasta que se mezclen y resérvelos hasta que los necesite.

5.Cuando el temporizador emita un pitido, pulse el botón de "cancelación" y realice una liberación rápida de la presión hasta que el botón de presión baje.

6.Abra la olla instantánea, luego transfiera el salmón a un plato de servir y rocíe generosamente con la salsa preparada.

7.Servir directamente.

La nutrición:
305 calorías
29g Carbohidratos
6g de fibra

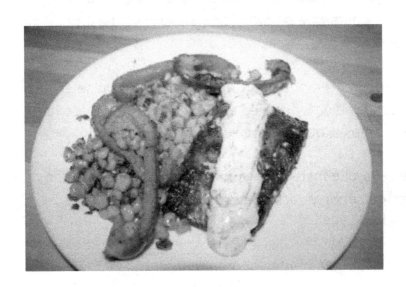

Hojas de berza

Tiempo de preparación: 5 minutos
Tiempo de cocción: 6 horas
Porciones: 12
Ingredientes:

- 2 libras de berza picada
- ¾ de taza de cebolla blanca picada
- 1 cucharadita de cebolla en polvo
- 1 cucharadita de ajo en polvo
- 1 cucharadita de sal
- 2 cucharaditas de azúcar moreno
- ½ cucharadita de pimienta negra molida
- ½ cucharadita de chile rojo en polvo
- ¼ de cucharadita de copos de pimienta roja triturados
- 3 cucharadas de vinagre de sidra de manzana
- 2 cucharadas de aceite de oliva
- Caldo de verduras de 14,5 onzas
- 1/2 taza de agua

Direcciones:

1.Enchufa la olla instantánea, introduce la olla interior, añade la cebolla y la berza y luego vierte el caldo de verduras y el agua.

2.Cierra la olla instantánea con su tapa, séllala, pulsa el botón de "cocción lenta" y luego pulsa el "temporizador" para ajustar el tiempo de cocción a 6 horas a temperatura alta.

3.Cuando el temporizador emita un pitido, pulse el botón de "cancelación" y realice una liberación natural de la presión hasta que el botón de presión baje.

4.Abre la olla instantánea, añade el resto de los ingredientes y remueve hasta que se mezclen.

5.A continuación, pulsa el botón de "saltear/sumergir" y cocina de 3 a minutos o más hasta que las berzas alcancen la textura deseada.

6.Servir directamente.

La nutrición:
49 calorías
2,3g Carbohidratos
0,5g de fibra

Puré de calabaza

Tiempo de preparación: 9 minutos
Tiempo de cocción: 15 minutos
Raciones: 2
Ingredientes:

- 2 tazas de calabaza picada

- 0,5 taza de agua

- 2 cucharadas de edulcorante en polvo sin azúcar de su elección

- 1 cucharada de canela

Direcciones:

1.Coloca la calabaza y el agua en tu olla instantánea.

2.Sellar y cocer al vapor 15 minutos.

3.Retirar y triturar con el edulcorante y la canela.

La nutrición:
12 calorías
3g Carbohidratos
1g de azúcar

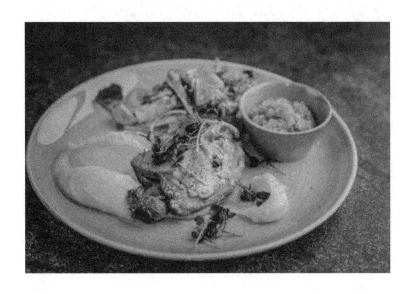

Calabaza de bellota con parmesano

Tiempo de preparación: 8 minutos
Tiempo de cocción: 20 minutos
Porciones: 4
Ingredientes:

- 1 calabaza de bellota (aproximadamente 1 libra)
- 1 cucharada de aceite de oliva virgen extra
- 1 cucharadita de hojas de salvia seca, desmenuzadas
- ¼ de cucharadita de nuez moscada recién rallada
- 1/8 cucharadita de sal kosher
- 1/8 cucharadita de pimienta negra recién molida
- 2 cucharadas de queso parmesano recién rallado

Direcciones:

1.Corta la calabaza de bellota por la mitad a lo largo y retira las semillas. Corta cada mitad por la mitad para obtener un total de 4 cuñas. Quita el tallo si es fácil de hacer.

2.En un bol pequeño, combina el aceite de oliva, la salvia, la nuez moscada, la sal y la pimienta. Unte los lados cortados de la calabaza con la mezcla de aceite de oliva.

3.Llene la olla a presión eléctrica con 1 taza de agua e introduzca una rejilla o trébol.

4.Coloque la calabaza en la trébede en una sola capa, con la piel hacia abajo.

5.Ponga la tapa de la olla a presión en posición de sellado.

6.Cocer a alta presión durante 20 minutos.

7.Una vez hecho esto, pulse Cancelar y libere rápidamente la presión.

8.Una vez que el pasador cae, ábrelo.

9.Retira con cuidado la calabaza de la olla, espolvorea con el parmesano y sirve.

La nutrición:
85 calorías
12g de carbohidratos
2g de fibra

Tabbouleh de quinoa

Tiempo de preparación: 8 minutos
Tiempo de cocción: 16 minutos
Porciones: 6
Ingredientes:

- 1 taza de quinoa, enjuagada
- 1 pepino inglés grande
- 2 cebolletas, cortadas en rodajas
- 2 tazas de tomates cherry, cortados por la mitad
- 2/3 de taza de perejil picado
- 1/2 taza de menta picada
- ½ cucharadita de ajo picado
- 1/2 cucharadita de sal
- ½ cucharadita de pimienta negra molida
- 2 cucharadas de zumo de limón
- 1/2 taza de aceite de oliva

Direcciones:

1.Enchufa la olla instantánea, introduce la olla interior, añade la quinoa, luego vierte el agua y remueve hasta que se mezcle.

2.Cierre la olla instantánea con su tapa y gire el botón de presión para sellar la olla.

3.Seleccione el botón "manual", luego ajuste el "temporizador" a 1 minuto y cocine en alta presión, puede tardar 7 minutos.

4.Una vez que el temporizador se detenga, seleccione el botón "cancelar" y haga una liberación natural de la presión durante 10 minutos y luego haga una liberación rápida de la presión hasta que el botón de presión baje.

5.Abrir la olla instantánea, esponjar la quinoa con un tenedor, luego ponerla en una bandeja para hornear con borde, distribuir la quinoa uniformemente y dejarla enfriar.

6.Mientras tanto, pon el zumo de lima en un bol pequeño, añade el ajo y remueve hasta que se mezcle.

7.A continuación, añada la sal, la pimienta negra y el aceite de oliva y bata hasta que se combinen.

8.Transfiera la quinoa enfriada a un tazón grande, agregue los ingredientes restantes, luego rocíe generosamente con la mezcla de jugo de lima preparada y revuelva hasta que se cubra uniformemente.

9.Pruebe la quinoa para ajustar la sazón y luego sirva.

La nutrición:

283 calorías

30,6g Carbohidratos

3,4 g de fibra

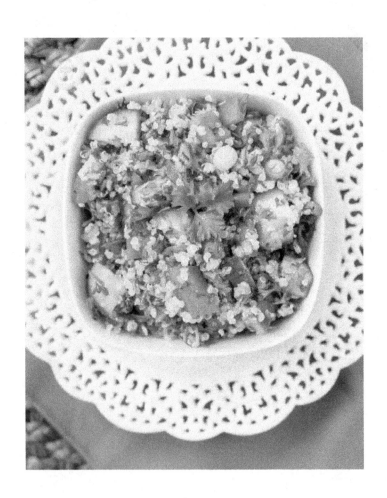

Ensalada de arroz salvaje con arándanos y almendras

Tiempo de preparación: 6 minutos
Tiempo de cocción: 25 minutos
Porciones: 18
Ingredientes:
Para el arroz

- 2 tazas de mezcla de arroz salvaje, enjuagado
- 1 cucharadita de sal kosher
- 2½ tazas de caldo de verduras

Para el aderezo

- ¼ de taza de aceite de oliva virgen extra
- ¼ de taza de vinagre de vino blanco
- 1½ cucharaditas de ralladura de naranja
- Zumo de 1 naranja mediana (aproximadamente ¼ de taza)
- 1 cucharadita de miel o jarabe de arce puro

Para la ensalada

- ¾ de taza de arándanos secos sin azúcar
- ½ taza de almendras laminadas, tostadas
- Pimienta negra recién molida

Direcciones:

1.Para hacer el arroz

2.En la olla a presión eléctrica, combine el arroz, la sal y el caldo.

3.Cerrar y bloquear la tapa. Poner la válvula en posición de sellado.

4.Cocer a alta presión durante 25 minutos.

5.Cuando termine la cocción, pulse Cancelar y deje que la presión se libere de forma natural durante 1 minuto, luego libere rápidamente la presión restante.

6.Una vez que baje el pasador, desbloquee y retire la tapa.

7.Deja que el arroz se enfríe brevemente, y luego espárcelo con un tenedor.

8.Para hacer el aderezo

9.Mientras se cocina el arroz, prepara el aderezo: En un tarro pequeño con tapa de rosca, combina el aceite de oliva, el vinagre, la ralladura, el zumo y la miel. (Si no tienes un tarro, bate los ingredientes en un bol pequeño).

10.Para hacer la ensalada

11.Mezclar el arroz, los arándanos y las almendras.

12.Añadir el aderezo y sazonar con pimienta.

13.Servir caliente o refrigerar.

Nutrición
126 calorías
18g Carbohidratos
2g de fibra

Asados bajos en grasa

Tiempo de preparación: 8 minutos
Tiempo de cocción: 25 minutos
Raciones: 2
Ingredientes:

- 1lb de patatas para asar

- 1 diente de ajo

- 1 taza de caldo de verduras

- 2 cucharadas de aceite de oliva

Direcciones:

1.Coloca las patatas en la cesta de cocción al vapor y añade el caldo en la olla instantánea.

2.Cueza las patatas al vapor en su olla instantánea durante 15 minutos.

3.Despresurizar y verter el caldo restante.

4.Poner a rehogar y añadir el aceite, el ajo y las patatas. Cocinar hasta que se doren.

La nutrición:
201 calorías
3g Carbohidratos
6g de grasa

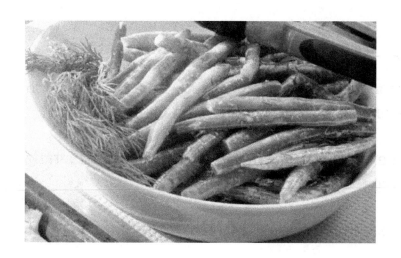

Chirivías asadas

Tiempo de preparación: 9 minutos
Tiempo de cocción: 25 minutos
Raciones: 2
Ingredientes:

- 1lb de chirivías

- 1 taza de caldo de verduras

- 2 cucharadas de hierbas

- 2 cucharadas de aceite de oliva

Direcciones:

1.Poner las chirivías en la cesta de cocción al vapor y añadir el caldo en la olla instantánea.

2.Cueza las chirivías al vapor en su olla instantánea durante 15 minutos.

3.Despresurizar y verter el caldo restante.

4.Poner a rehogar y añadir el aceite, las hierbas y las chirivías.

5.Cocinar hasta que esté dorado y crujiente.

La nutrición:
130 calorías
14g Carbohidratos
4g de proteínas

Hummus bajo en carbohidratos

Tiempo de preparación: 9 minutos
Tiempo de cocción: 60 minutos
Raciones: 2
Ingredientes:

- 0,5 taza de garbanzos secos

- 1 taza de caldo de verduras

- 1 taza de puré de calabaza

- 2 cucharadas de pimentón ahumado

- sal y pimienta al gusto

Direcciones:

1.Poner los garbanzos en remojo toda la noche.

2.Coloca los garbanzos y el caldo en la olla instantánea.

3.Cocer en las judías 60 minutos.

4.Despresurizar de forma natural.

5.Licuar los garbanzos con el resto de los ingredientes.

La nutrición:
135 calorías
18g Carbohidratos
3g de grasa

Col roja agridulce

Tiempo de preparación: 7 minutos
Tiempo de cocción: 10 minutos
Porciones: 8
Ingredientes:

- 2 tazas de compota de pera con especias

- 1 cebolla pequeña picada

- ½ taza de vinagre de sidra de manzana

- ½ cucharadita de sal kosher

- 1 cabeza de col roja

Direcciones:

1.En la olla a presión eléctrica, combine el puré de manzana, la cebolla, el vinagre, la sal y la taza de agua. Incorpore el repollo.

2.Sellar la tapa de la olla a presión.

3.Cocer a alta presión durante 10 minutos.

4.Cuando termine la cocción, pulse Cancelar y libere rápidamente la presión.

5.Una vez que baje el pasador, desbloquee y retire la tapa.

6.Poner en un bol o plato y servir.

La nutrición:

91 calorías

18g Carbohidratos

4g de fibra

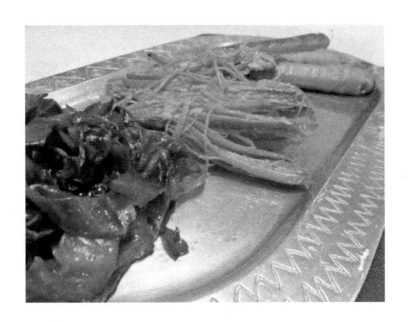

Frijoles pintos

Tiempo de preparación: 6 minutos
Tiempo de cocción: 55 minutos
Porciones: 10
Ingredientes:

- 2 tazas de frijoles pintos, secos
- 1 cebolla blanca mediana
- 1 ½ cucharadita de ajo picado
- ¾ de cucharadita de sal
- 1/4 de cucharadita de pimienta negra molida
- 1 cucharadita de chile rojo en polvo
- 1/4 de cucharadita de comino
- 1 cucharada de aceite de oliva
- 1 cucharadita de cilantro picado
- 5 ½ tazas de caldo de verduras

Direcciones:

1.Enchufa la olla instantánea, introduce la olla interior, pulsa el botón de saltear/sumergir, añade el aceite y cuando esté caliente, añade la cebolla y el ajo y cocina durante 3 minutos o hasta que la cebolla empiece a ablandarse.

2.Añade el resto de los ingredientes, remueve bien, luego presiona el botón de cancelar, cierra la olla instantánea con su tapa y sella la olla.

3.Haga clic en el botón "manual", luego pulse el "temporizador" para ajustar el tiempo de cocción a 45 minutos y cocine a alta presión.

4.Una vez hecho esto, haga clic en el botón "cancelar" y haga una liberación natural de la presión durante 10 minutos hasta que el botón de presión baje.

5.Abrir la olla instantánea, poner las alubias en los platos con una cuchara y servir.

La nutrición:
107 calorías
11,7g Carbohidratos
4g de fibra

Puré de coliflor a la parmesana

Tiempo de preparación: 19 minutos
Tiempo de cocción: 5 minutos
Porciones: 4
Ingredientes:

- 1 cabeza de coliflor

- ½ cucharadita de sal kosher

- ½ cucharadita de pimienta de ajo

- 2 cucharadas de yogur griego natural

- ¾ de taza de queso parmesano recién rallado

- 1 cucharada de mantequilla sin sal o ghee (opcional)

- Cebollino fresco picado

Direcciones:

1.Vierta una taza de agua en la olla a presión eléctrica e introduzca una cesta de vapor o una rejilla.

2.Colocar la coliflor en la cesta.

3.Tapar la tapa de la olla a presión para sellarla.

4.Cocer a alta presión durante 5 minutos.

5.Una vez completado, pulse Cancelar y libere rápidamente la presión.

6.Cuando el pasador caiga, retira la tapa.

7.Sacar la coliflor de la olla y verter el agua. Volver a poner la coliflor en la olla y añadir la sal, la pimienta de ajo, el yogur y el queso. Utilizar una batidora de inmersión para hacer un puré o triturar la coliflor en la olla.

8.Colocar en una fuente de servir y decorar con mantequilla (si se utiliza) y cebollino.

La nutrición:
141 Calorías
12g de carbohidratos
4g de fibra

Espárragos al vapor

Tiempo de preparación: 3 minutos
Tiempo de cocción: 2 minutos
Porciones: 4
Ingredientes:

- 1 libra de espárragos frescos, enjuagados y con los extremos duros recortados

- 1 taza de agua

Dirección:

1.Coloca los espárragos en una rejilla de vapor de alambre, y ponla dentro de tu Instant Pot.

2.Añada agua a la olla. 3.Cierre y selle la tapa, girando la válvula de liberación de vapor a la posición de "Sellado".

3.Seleccione la función "Vapor" para cocinar a alta presión durante 2 minutos.

4.Una vez hecho, hacer una rápida liberación de la presión del vapor.

5.Saque la cesta de vapor de alambre de la olla y coloque los espárragos en un plato de servir.

6.Sazonar al gusto y servir.

La nutrición:

22 Calorías

4g Carbohidratos

2g de proteínas

Medley de calabaza

Tiempo de preparación: 10 minutos

Tiempo de cocción: 20 minutos.

Raciones: 2

Ingredientes:

- 2 libras de calabazas mixtas

- ½ taza de verduras mixtas

- 1 taza de caldo de verduras

- 2 cucharadas de aceite de oliva

- 2 cucharadas de hierbas mixtas

Dirección:

1.Poner la calabaza en la cesta de vapor y añadir el caldo en la olla instantánea.

2.Cueza la calabaza al vapor en su olla instantánea durante 10 minutos.

3.Despresurizar y verter el caldo restante.

4.Poner a rehogar y añadir el aceite y el resto de ingredientes.

5.Cocinar hasta que se forme una ligera corteza.

La nutrición:
100 calorías
10g Carbohidratos
6g de grasa

Berenjena al curry

Tiempo de preparación: 15 minutos
Tiempo de cocción: 20 minutos
Raciones: 2
Ingredientes:

- 3 tazas de berenjena picada

- 1 cebolla cortada en rodajas finas

- 1 taza de leche de coco

- 3 cucharadas de pasta de curry

- 1 cucharada de aceite o ghee

Dirección:

1.Selecciona la olla instantánea para saltear y pon la cebolla, el aceite y la pasta de curry.

2.Una vez que la cebolla esté blanda, incorporar el resto de los ingredientes y sellar.

3.Cocer en el guiso durante 20 minutos. 4.Libere la presión de forma natural.

La nutrición:
350 calorías
15g de carbohidratos
25g de grasa

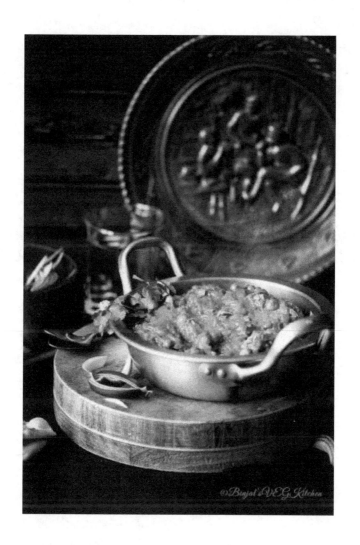

Guiso de lentejas y berenjenas

Tiempo de preparación: 15 minutos
Tiempo de cocción: 35 minutos
Raciones: 2
Ingredientes:

- 1 libra de berenjena

- 1 libra de lentejas secas

- 1 taza de verduras picadas

- 1 taza de caldo vegetal bajo en sodio

Dirección:

1.Incorpora todos los ingredientes en tu Olla Instantánea, cocina en Guiso durante 35 minutos.

2.Libere la presión de forma natural y sirva.

La nutrición:
310 calorías
22g Carbohidratos
10g de grasa

Curry de tofu

Tiempo de preparación: 15 minutos
Tiempo de cocción: 20 minutos
Raciones: 2
Ingredientes:

- 2 tazas de tofu extra firme cortado en cubos

- 2 tazas de verduras salteadas

- ½ taza de yogur de soja

- 3 cucharadas de pasta de curry

- 1 cucharada de aceite o ghee

Dirección:

1.Poner la olla instantánea en el modo de saltear y añadir el aceite y la pasta de curry.

2.Una vez que esté blanda, colocar el resto de los ingredientes, excepto el yogur, y cerrarla.

3.Cocinar en el guiso durante 20 minutos.

4.Suelta la presión de forma natural y sirve con una cucharada de yogur de soja.

La nutrición:
300 calorías
9g de carbohidratos
14g de grasa

Lentejas y garbanzos al curry

Tiempo de preparación: 15 minutos
Tiempo de cocción: 20 minutos
Raciones: 2
Ingredientes:

- 2 tazas de lentejas y garbanzos secos
- 1 cebolla cortada en rodajas finas
- 1 taza de tomate picado
- 3 cucharadas de pasta de curry
- 1 cucharada de aceite o ghee

Dirección:

1. Presione la olla instantánea para saltear y mezclar la cebolla, el aceite y la pasta de curry.

2. Una vez que la cebolla esté cocida, remover el resto de los ingredientes y sellar.

3. Cocinar en el guiso durante 20 minutos.

4. Libere la presión de forma natural y sirva.

La nutrición:
360 calorías
26g Carbohidratos
19g de grasa

Guiso de guisantes partidos

Tiempo de preparación: 5 minutos
Tiempo de cocción: 35 minutos
Raciones: 2
Ingredientes:

- 1 taza de guisantes secos partidos
- 1 libra de verduras picadas
- 1 taza de sopa de champiñones
- 2 cucharadas de condimento de laurel viejo

Dirección:

1.Incorporar todos los ingredientes en la Olla Instantánea, cocinar durante 33 minutos.

2.Libera la presión de forma natural.

La nutrición:
300 calorías
7g Carbohidratos
2g de grasa

Tofu frito Hotpot

Tiempo de preparación: 15 minutos
Tiempo de cocción: 15 minutos
Raciones: 2
Ingredientes:

- ½ libra de tofu frito

- 1 libra de mezcla de verduras chinas picadas

- 1 taza de caldo vegetal bajo en sodio

- 2 cucharadas de condimento de 5 especias

- 1 cucharada de pimentón ahumado

Dirección:

1.Combina todos los ingredientes en tu Olla
Instantánea, ponlo en Guiso durante 15 minutos.

2.Libere la presión de forma natural y sirva.

La nutrición:
320 calorías
11g de carbohidratos
23g de grasa

Chili Sin Carne

Tiempo de preparación: 15 minutos
Tiempo de cocción: 35 minutos
Raciones: 2
Ingredientes:

- 3 tazas de judías cocidas mixtas

- 2 tazas de tomates picados

- 1 cucharada de extracto de levadura

- 2 cuadrados de chocolate muy negro

- 1 cucharada de copos de chile rojo

Dirección:

1.Combine todos los ingredientes en su Olla Instantánea, cocine por 35 minutos.

2.Libere la presión de forma natural y sirva.

La nutrición:
240 calorías
20g Carbohidratos
3g de grasa

Coles de Bruselas

Tiempo de preparación: 5 minutos
Tiempo de cocción: 3 minutos
Porciones: 5
Ingredientes:

- 1 cucharadita de aceite de oliva virgen extra

- 1 libra de coles de Bruselas cortadas por la mitad

- 3 cucharadas de vinagre de sidra de manzana

- 3 cucharadas de salsa de soja tamari sin gluten

- 3 cucharadas de tomates secos picados

Dirección:

1.Selecciona la función "Sauté" en tu Instant Pot, añade aceite y deja que la olla se caliente.

2.Cancela la función "Saltear" y añade las coles de Bruselas.

3.Remover bien y dejar que los brotes se cocinen en el calor residual durante 2-3 minutos.

4.Añade la salsa de soja tamari y el vinagre, y remueve.

5.Tapa la Olla Instantánea, sellando la válvula de presión apuntando a "Sellado".

6.Seleccione el ajuste "Manual, alta presión" y cocine durante 3 minutos.

7.Una vez terminado el ciclo de cocción, haga una rápida liberación de la presión, y luego añada los tomates secos picados.

8.Servir inmediatamente.

La nutrición:
62 calorías
10g Carbohidratos
1g de grasa

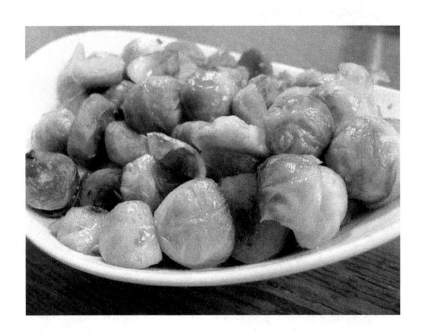

Zanahorias al ajo y a las hierbas

Tiempo de preparación: 2 minutos
Tiempo de cocción: 18 minutos
Porciones: 3
Ingredientes:

- 2 cucharadas de mantequilla
- 1 libra de zanahorias pequeñas
- 1 taza de agua
- 1 cucharadita de tomillo u orégano fresco
- 1 cucharadita de ajo picado
- Pimienta negra
- Sal marina gruesa

Dirección:

1.Llena de agua la olla interior de la Instant Pot, y luego pon una cesta de vapor.

2.Coloca las zanahorias en la cesta de vapor.

3.Cierre y selle la tapa, con el respiradero de presión en la posición de "Sellado".

4.Seleccione el ajuste "Vapor" y cocine durante 2 minutos a alta presión.

5.Suelte rápidamente la presión y, a continuación, retire con cuidado la cesta de cocción al vapor con las zanahorias cocidas, desechando el agua.

6.Añade la mantequilla a la olla interior de la Instant Pot y deja que se derrita en la función "Sauté".

7.Añadir el ajo y rehogar durante 30 segundos, y luego añadir las zanahorias. Mezclar bien.

8.Añada las hierbas frescas y cocine durante 2-3 minutos.

9.Sazonar con sal y pimienta negra, y pasar a una fuente de servir.

10.¡Sirve caliente y disfruta!

La nutrición:
122 Calorías
12g de carbohidratos
7g de grasa

Palillos de lima al cilantro

Tiempo de preparación: 5 minutos
Tiempo de cocción: 15 minutos
Porciones: 6
Ingredientes:

- 1 cucharada de aceite de oliva
- 6 muslos de pollo
- 4 dientes de ajo picados
- ½ taza de caldo de pollo bajo en sodio
- 1 cucharadita de pimienta de cayena
- 1 cucharadita de pimientos rojos triturados
- 1 cucharadita de sal marina fina
- Zumo de 1 lima

Para servir:

- 2 cucharadas de cilantro picado
- Ralladura de lima extra

Dirección:

1.Vierte el aceite de oliva en la olla instantánea y ponla en la función "Saltear".

2.Una vez que el aceite esté caliente añadir los muslos de pollo, y sazonar bien.

3.Con unas pinzas, remueva los muslos y dórelos durante 2 minutos por cada lado.

4.Añade a la olla el zumo de lima, el cilantro fresco y el caldo de pollo.

5.Bloquee y selle la tapa, girando la válvula de presión a "Sellado".

6.Cocine las baquetas en la posición "Manual, alta presión" durante 9 minutos.

7.Una vez hecho deja que la presión se libere de forma natural.

8.Transfiera con cuidado los muslos a una bandeja de aluminio para hornear y áselos en el horno durante 3-5 minutos hasta que se doren.

9.Sirve caliente, adornado con más cilantro y ralladura de lima.

La nutrición:
480 calorías
3,3g Carbohidratos
29g de grasa

Untado de berenjena

Tiempo de preparación: 5 minutos
Tiempo de cocción: 18 minutos
Porciones: 5
Ingredientes:

- 4 cucharadas de aceite de oliva virgen extra

- 2 libras de berenjena

- 4 dientes de ajo con piel

- ½ taza de agua

- ¼ de taza de aceitunas negras sin hueso

- 3 ramitas de tomillo fresco

- Zumo de 1 limón

- 1 cucharada de tahini

- 1 cucharadita de sal marina

- Aceite de oliva virgen extra fresco

Dirección:

1.Pelar la berenjena en franjas alternas, dejando algunas zonas con piel y otras sin ella.

2.Corta en trozos grandes y ponlos en el fondo de tu Instant Pot.

3.Añadir aceite de oliva a la olla, y en la función "Saltear", freír y caramelizar la berenjena por un lado, unos 5 minutos.

4.Añade los dientes de ajo con piel.

5.Dale la vuelta a la berenjena y añade el resto de trozos de berenjena sin cocer, la sal y el agua.

6.Cierre la tapa, asegúrese de que la válvula de liberación de presión está ajustada en "Sellado".

7.Cocine durante 5 minutos en la posición "Manual, alta presión".

8.Una vez hecho esto, abra con cuidado la olla liberando rápidamente la presión a través de la válvula de vapor.

9.Deseche la mayor parte del líquido de cocción marrón.

10.Retira los dientes de ajo y pélalos.

11.   Añadir a la olla el zumo de limón, la tahina, los dientes de ajo cocidos y frescos y las aceitunas negras sin hueso.

12.   Utilizando una batidora de inmersión manual, procesar todos los ingredientes hasta que estén suaves.

13.   Vierta la pasta para untar en una fuente de servir y condimente con tomillo fresco, aceitunas negras enteras y un poco de aceite de oliva extra virgen, antes de servir.

La nutrición:
155 calorías
16,8g Carbohidratos
11,7 g de grasa

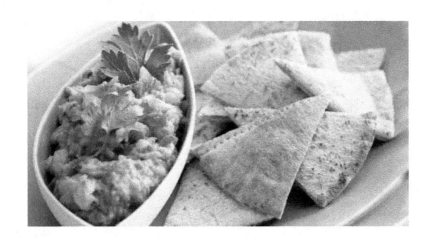

Hummus de zanahoria

Tiempo de preparación: 15 minutos
Tiempo de cocción: 10 minutos
Raciones: 2
Ingredientes:

- 1 zanahoria picada

- 2 oz. de garbanzos cocidos

- 1 cucharadita de zumo de limón

- 1 cucharadita de tahini

- 1 cucharadita de perejil fresco

Dirección:

1.Coloca la zanahoria y los garbanzos en tu Instant Pot.

2.Añade una taza de agua, séllala y cuécela durante 10 minutos a fuego lento.

3.Despresurizar de forma natural. Mezclar con el resto de los ingredientes.

La nutrición:
58 calorías
8g Carbohidratos
2g de grasa

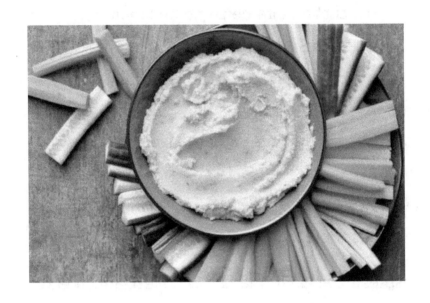

Arroz pilaf con verduras

Tiempo de preparación: 5 minutos
Tiempo de cocción: 25 minutos
Porciones: 6
Ingredientes:

- 1 cucharada de aceite de oliva
- ½ cebolla amarilla mediana, picada
- 1 taza de arroz integral de grano largo sin cocer
- 2 dientes de ajo picado
- ½ cucharadita de albahaca seca
- Sal y pimienta
- 2 tazas de caldo de pollo sin grasa
- 1 taza de verduras mixtas congeladas

Dirección:

1.Cocinar el aceite en una sartén grande a fuego medio.

2.Añadir la cebolla y rehogar durante 3 minutos hasta que esté transparente.

3.Incorporar el arroz y cocinar hasta que esté ligeramente tostado.

4.Añade el ajo, la albahaca, la sal y la pimienta y remueve hasta combinar.

5.Incorporar el caldo de pollo y llevar a ebullición.

6.Bajar el fuego y cocer a fuego lento, tapado, durante 10 minutos.

7.Añada las verduras congeladas y tape y cocine durante otros 10 minutos hasta que se calienten. Servir caliente.

La nutrición:
90 calorías
12,6g Carbohidratos
2,2 g de fibra

Floretes de coliflor asados al curry

Tiempo de preparación: 5 minutos
Tiempo de cocción: 25 minutos
Porciones: 6
Ingredientes:

- 8 tazas de floretes de coliflor

- 2 cucharadas de aceite de oliva

- 1 cucharadita de curry en polvo

- ½ cucharadita de ajo en polvo

- Sal y pimienta

Dirección:

1.Prepara el horno a 425°F y forra una bandeja para hornear con papel de aluminio.

2.Mezcla la coliflor con el aceite de oliva y extiéndela en la bandeja del horno.

3.Espolvorear con curry en polvo, ajo en polvo, sal y pimienta.

4.Asar durante 25 minutos o hasta que estén tiernos. Servir caliente.

La nutrición:
75 calorías
7,4g Carbohidratos
3,5 g de fibra

Risotto de cebada con setas

Tiempo de preparación: 5 minutos
Tiempo de cocción: 25 minutos
Porciones: 8
Ingredientes:

- 4 tazas de caldo de carne sin grasa

- 2 cucharadas de aceite de oliva

- 1 cebolla pequeña, bien picada

- 2 dientes de ajo picado

- 8 onzas de champiñones cortados en rodajas finas

- ¼ cucharadita de tomillo seco

- Sal y pimienta

- 1 taza de cebada perlada

- ½ taza de vino blanco seco

Dirección:

1.Calentar el caldo de carne en una cacerola mediana y mantenerlo caliente.

2.Calentar el aceite en una sartén grande y profunda a fuego medio.

3.Añade las cebollas y el ajo y saltea durante 2 minutos, luego añade las setas y el tomillo.

4.Salpimentar y saltear durante 2 minutos más.

5.Añadir la cebada y rehogar durante 1 minuto y verter el vino.

6.Vierta aproximadamente ½ taza de caldo de carne en la sartén y revuelva bien para combinar.

7.Cocer hasta que se haya absorbido la mayor parte del caldo y añadir otro cazo.

8.Repite la operación hasta que hayas utilizado todo el caldo y la cebada esté cocida al dente.

9.Sazonar y servir caliente.

La nutrición:
155 calorías
21,9g Carbohidratos
4,4 g de fibra

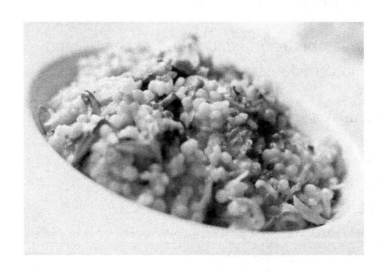

Calabaza de verano braseada

Tiempo de preparación: 10 minutos
Tiempo de cocción: 20 minutos
Porciones: 6
Ingredientes:

- 3 cucharadas de aceite de oliva

- 3 dientes de ajo picado

- ¼ de cucharadita de copos de pimienta roja triturados

- 1 libra de calabaza de verano, cortada en rodajas

- Calabacín de 1 libra, cortado en rodajas

- 1 cucharadita de orégano seco

- Sal y pimienta

Dirección:

1.Cocinar el aceite en una sartén grande a fuego medio.

2.Añadir el ajo y el pimiento rojo triturado y cocinar durante 2 minutos.

3.Añadir la calabaza de verano y el calabacín y cocinar durante 15 minutos, removiendo a menudo, hasta que estén tiernos.

4.Incorporar el orégano y sazonar con sal y pimienta al gusto. servir caliente.

La nutrición:
90 calorías
6,2g Carbohidratos
1,8 g de fibra

Judías verdes al limón y al ajo

Tiempo de preparación: 5 minutos
Tiempo de cocción: 10 minutos
Porciones: 6
Ingredientes:

- 1 1/2 libras de judías verdes, recortadas
- 2 cucharadas de aceite de oliva
- 1 cucharada de zumo de limón fresco
- 2 dientes de ajo picado
- Sal y pimienta

Direcciones:

1. Llene un recipiente grande con agua helada y resérvelo.
2. Poner a hervir una olla con agua salada y añadir las judías verdes.
3. Cocinar durante 3 minutos y luego escurrir y colocar inmediatamente en el agua helada.
4. Enfriar completamente las judías y escurrirlas bien.

5. Calentar el aceite en una sartén grande a fuego medio-alto.
6. Añada las judías verdes, revolviendo para cubrirlas, y luego añada el zumo de limón, el ajo, la sal y la pimienta.
7. Saltear durante 3 minutos hasta que las judías estén tiernas y crujientes y servirlas calientes.

La nutrición:

Calorías 75, Grasas totales 4,8g, Grasas saturadas 0,7g, Carbohidratos totales 8,5g, Carbohidratos netos 4,6g, Proteínas 2,1g, Azúcar 1,7g, Fibra 3,9g, Sodio 7mg

Ensalada de arroz integral y lentejas

Tiempo de preparación: 10 minutos
Tiempo de cocción: 10 minutos
Porciones: 4
Ingredientes:
- 1 taza de agua
- 1/2 taza de arroz integral instantáneo
- 2 cucharadas de aceite de oliva
- 2 cucharadas de vinagre de vino tinto
- 1 cucharada de mostaza de Dijon
- 1 cucharada de cebolla picada
- 1/2 cucharadita de pimentón

- Sal y pimienta
- 1 lata (15 onzas) de lentejas marrones, enjuagadas y escurridas
- 1 zanahoria mediana, rallada
- 2 cucharadas de perejil fresco picado

Direcciones:

1. Mezcle el agua y el arroz integral instantáneo en una cacerola mediana.
2. Llevar a ebullición y cocer a fuego lento durante 10 minutos, tapado.
3. Retirar del fuego y reservar mientras se prepara la ensalada.
4. Bata el aceite de oliva, el vinagre, la mostaza de Dijon, la cebolla, el pimentón, la sal y la pimienta en un bol mediano.
5. Añade el arroz cocido, las lentejas, las zanahorias y el perejil.
6. Rectificar la sazón al gusto, remover bien y servir caliente.

La nutrición:

Calorías 145, Grasas totales 7,7g, Grasas saturadas 1g, Carbohidratos totales 13,1g, Carbohidratos netos 10,9g, Proteínas 6g, Azúcar 1g, Fibra 2,2g, Sodio 57mg

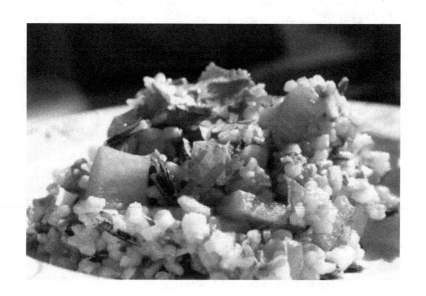

Puré de calabaza

Tiempo de preparación: 5 minutos

Tiempo de cocción: 25 minutos

Porciones: 6

Ingredientes:

- 3 libras de calabaza entera (aproximadamente 2 medianas)
- 2 cucharadas de aceite de oliva
- Sal y pimienta

Direcciones:

1. Precalentar el horno a 400F y forrar una bandeja para hornear con papel pergamino.
2. Cortar la calabaza por la mitad y quitar las semillas.
3. Corta la calabaza en cubos y mézclala con aceite, luego extiéndela en la bandeja de hornear.
4. Asar durante 25 minutos hasta que estén tiernos y luego colocarlos en un procesador de alimentos.
5. Mezclar suavemente y sazonar con sal y pimienta al gusto.

La nutrición:

Calorías 90, Grasas totales 4,8g, Grasas saturadas 0,7g, Carbohidratos totales 12,3g, Carbohidratos netos 10,2g, Proteínas 1,1g, Azúcar 2,3g, Fibra 2,1g, Sodio 4mg

Quinoa con Cilantro y Lima

Tiempo de preparación: 5 minutos

Tiempo de cocción: 25 minutos

Porciones: 6

Ingredientes:

- 1 taza de quinoa sin cocer
- 1 cucharada de aceite de oliva
- 1 cebolla amarilla mediana, cortada en dados
- 2 dientes de ajo picado
- 1 lata (4 onzas) de chiles verdes picados, escurridos
- 1 1/2 tazas de caldo de pollo sin grasa
- ¾ de taza de cilantro fresco picado
- 1/2 taza de cebolla verde cortada
- 2 cucharadas de zumo de lima
- Sal y pimienta

Direcciones:

1. Enjuagar bien la quinoa en agua fría con un colador de malla fina.
2. Calentar el aceite en una cacerola grande a fuego medio.
3. Añade la cebolla y saltéala durante 2 minutos, luego añade el chile y el ajo.
4. Cocine durante 1 minuto y luego agregue la quinua y el caldo de pollo.
5. Llevar a ebullición y luego reducir el fuego y cocer a fuego lento, tapado, hasta que la

quinoa absorba el líquido, entre 20 y 25 minutos.

6. Retirar del fuego y añadir el cilantro, la cebolla verde y el zumo de lima.
7. Salpimentar al gusto y servir caliente.

La nutrición:

Calorías 150, Grasa total 4,1g, Grasa saturada 0,5g, Carbohidratos totales 22,5g, Carbohidratos netos 19,8g, Proteínas 6g, Azúcar 1,7g, Fibra 2,7g, Sodio 179mg

Verduras asadas al horno

Tiempo de preparación: 5 minutos
Tiempo de cocción: 25 minutos
Porciones: 6
Ingredientes:

- 1 libra de floretes de coliflor
- 1/2 libra de ramilletes de brócoli
- 1 cebolla amarilla grande, cortada en trozos
- 1 pimiento rojo grande, sin corazón y picado
- 2 zanahorias medianas, peladas y cortadas en rodajas
- 2 cucharadas de aceite de oliva
- 2 cucharadas de vinagre de sidra de manzana
- Sal y pimienta

Direcciones:

1. Precalienta el horno a 425F y forra una bandeja de horno grande con borde con papel pergamino.
2. Extiende las verduras en la bandeja del horno y rocía con aceite y vinagre.
3. Mezclar bien y sazonar con sal y pimienta.
4. Extienda las verduras en una sola capa y áselas durante 20 a 25 minutos, removiendo cada 10 minutos, hasta que estén tiernas.
5. Rectificar la sazón al gusto y servir caliente.

La nutrición:

Calorías 100, Grasas totales 5g, Grasas saturadas 0,7g, Carbohidratos totales 12,4g, Carbohidratos netos 8,2g, Proteínas 3,2g, Azúcar 5,5g, Fibra 4,2g, Sodio 51mg

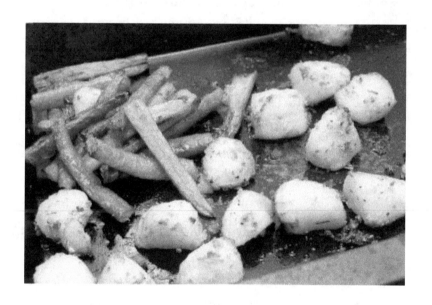

Tabbouleh de perejil

Tiempo de preparación: 5 minutos
Tiempo de cocción: 25 minutos
Porciones: 6
Ingredientes:

- 1 taza de agua
- 1/2 taza de bulgur
- ¼ de taza de zumo de limón fresco
- 2 cucharadas de aceite de oliva
- 2 dientes de ajo picado
- Sal y pimienta
- 2 tazas de perejil fresco picado
- 2 tomates medianos, muertos
- 1 pepino pequeño, cortado en dados
- ¼ de taza de menta fresca picada

Direcciones:

1. Llevar el agua y el bulgur a ebullición en una cacerola pequeña y retirar del fuego.
2. Tapar y dejar reposar hasta que el agua se absorba por completo, unos 25 minutos.
3. Mientras tanto, bata el zumo de limón, el aceite de oliva, el ajo, la sal y la pimienta en un bol mediano.
4. Incorporar el bulgur cocido junto con el perejil, los tomates, el pepino y la menta.
5. Salpimentar al gusto y servir.

La nutrición:

Calorías 110, Grasas totales 5,3g, Grasas saturadas 0,9g, Carbohidratos totales 14,4g, Carbohidratos netos 10,5g, Proteínas 3g, Azúcar 2,4g, Fibra 3,9g, Sodio 21mg

Espinacas salteadas con ajo

Tiempo de preparación: 5 minutos
Tiempo de cocción: 10 minutos
Porciones: 4
Ingredientes:

- 1 1/2 cucharadas de aceite de oliva
- 4 dientes de ajo picado
- 6 tazas de espinacas frescas
- Sal y pimienta

Direcciones:

1. Calentar el aceite en una sartén grande a fuego medio-alto.
2. Añadir el ajo y cocinar durante 1 minuto.
3. Incorporar las espinacas y salpimentar.
4. Saltear durante 1 o 2 minutos hasta que se marchite. Servir caliente.

La nutrición:
Calorías 60, Grasas totales 5,5g, Grasas saturadas 0,8g, Carbohidratos totales 2,6g, Carbohidratos netos 1,5g, Proteínas 1,5g, Azúcar 0,2g, Fibra 1,1g, Sodio 36mg

Lentejas francesas

Tiempo de preparación: 5 minutos
Tiempo de cocción: 25 minutos
Porciones: 10
Ingredientes:

- 2 cucharadas de aceite de oliva
- 1 cebolla mediana, cortada en dados
- 1 zanahoria mediana, pelada y cortada en dados
- 2 dientes de ajo picado
- 5 1/2 tazas de agua
- 2 ¼ tazas de lentejas francesas, enjuagadas y escurridas
- 1 cucharadita de tomillo seco
- 2 hojas pequeñas de laurel
- Sal y pimienta

Direcciones:

1. Calentar el aceite en una cacerola grande a fuego medio.
2. Añadir la cebolla, la zanahoria y el ajo y rehogar durante 3 minutos.
3. Añada el agua, las lentejas, el tomillo y las hojas de laurel y sazone con sal.
4. Llevar a ebullición y luego reducir a fuego lento y cocinar hasta que estén tiernos, unos 20 minutos.
5. Escurrir el exceso de agua y rectificar la sazón al gusto. Servir caliente.

La nutrición:

Calorías 185, Grasas totales 3,3g, Grasas saturadas 0,5g, Carbohidratos totales 27,9g, Carbohidratos netos 14,2g, Proteínas 11,4g, Azúcar 1,7g, Fibra 13,7g, Sodio 11mg

Tarta de bayas sin cereales

Tiempo de preparación: 5 minutos
Tiempo de cocción: 25 minutos
Porciones: 10
Ingredientes:

- 4 tazas de bayas frescas mezcladas
- 1/2 taza de linaza molida
- ¼ de taza de harina de almendra
- ¼ de taza de coco rallado sin azúcar
- 1/2 cucharada de levadura en polvo
- 1 cucharadita de canela molida
- ¼ de cucharadita de sal
- Estevia en polvo, al gusto
- 6 cucharadas de aceite de coco

Direcciones:

1. Precaliente el horno a 375F y engrase ligeramente una sartén de hierro fundido de 10 pulgadas.
2. Repartir las bayas en el fondo de la sartén.
3. Batir los ingredientes secos en un bol.

4. Cortar el aceite de coco con un tenedor para crear una mezcla desmenuzada.
5. Repartir el crumble sobre las bayas y hornear durante 25 minutos hasta que esté caliente y burbujeante.
6. Deje enfriar la tarta de 5 a 10 minutos antes de servirla.

La nutrición:

Calorías 215 Grasas totales 16,8g, Grasas saturadas 10,4g, Carbohidratos totales 13,1g, Carbohidratos netos 6,7g, Proteínas 3,7g, Azúcar 5,3g, Fibra 6,4g, Sodio 61mg

Bocadillos y pan

Plato de garbanzos y col rizada

Tiempo de preparación: 10 minutos
Tiempo de cocción: 25-30 minutos
Raciones:4
Ingredientes:

- 2 tazas de harina de garbanzos

- 1/2 taza de pimiento verde picado

- 1/2 taza de cebollas picadas

- 1 cucharada de orégano

- 1 cucharada de sal

- 1 cucharadita de cayena

- 4 tazas de agua de manantial

- 2 cucharadas de aceite de semilla de uva

Direcciones:

1. Hervir agua de manantial en una olla grande

2. Bajar el fuego a medio y batir la harina de garbanzos

3. Añade a la olla la cebolla picada, el pimiento verde cortado en dados y los condimentos y cocina durante 10 minutos

4. Cubrir el plato con una bandeja para hornear, engrasar con aceite

5. Vierta la masa en la hoja y extiéndala con una espátula

6. Cubrir con otra hoja

7. Pasar a la nevera y enfriar, durante 20 minutos

8. Sacar del congelador y cortar la masa en forma de patatas fritas

9. Precaliente la freidora de aire, a 385 grados F

10.   Transfiera las patatas fritas a la cesta de cocción, ligeramente engrasada, y cúbralas con pergamino

11.   Hornear durante unos 15 minutos, dar la vuelta y hornear durante 10 minutos más hasta que se doren

12.   Sirve y disfruta.

La nutrición:

Calorías: 271 kcal

Carbohidratos: 28 g

Grasa: 15 g

Proteínas: 9 g

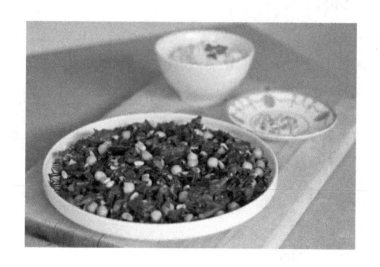

Chips de calabacín

Tiempo de preparación: 10 minutos
Tiempo de cocción: 12-15 minutos
Raciones:4
Ingredientes:

- Sal según sea necesario

- Aceite de semilla de uva según sea necesario

- 6 calabacines

Direcciones:

1. A 330 F, precaliente la freidora de aire

2. Lavar los calabacines, cortarlos en tiras finas

3. Ponga las rodajas en un bol y añada aceite, sal y mezcle

4. Repartir en la cesta de cocción, freír durante 12-15 minutos

5. Sirve y disfruta.

La nutrición:
Calorías: 92 kcal
Carbohidratos: 6 g
Grasa: 7 g
Proteínas: 2 g

Panecillos clásicos de espelta y arándanos

Tiempo de preparación: 10 minutos
Tiempo de cocción: 12-15 minutos
Raciones:4
Ingredientes:

- 1/4 de sal marina

- 1/3 de taza de jarabe de arce

- 1 cucharadita de polvo de hornear

- 1/2 taza de musgo marino

- 3/4 de taza de harina de espelta

- 3/4 de taza de harina de kamut

- 1 taza de leche de cáñamo

- 1 taza de arándanos

Direcciones:

1. En la freidora de aire a 380 grados F precalentada

2. Coge tus moldes para magdalenas y engrásalos suavemente

3. Tome un bol y añada la harina, el sirope, la sal, la levadura en polvo y la mezcla sin fisuras y mezcle bien

4. Añadir la leche y mezclar bien

5. Incorporar los arándanos

6. Verter en moldes para magdalenas

7. Pasar a la cesta de cocción, hornear durante 20-25 minutos hasta que esté bien cocido

8. Sirve y disfruta.

La nutrición:

Calorías: 217 kcal,

Carbohidratos: 32 g

Grasa: 9 g

Proteínas: 4 g

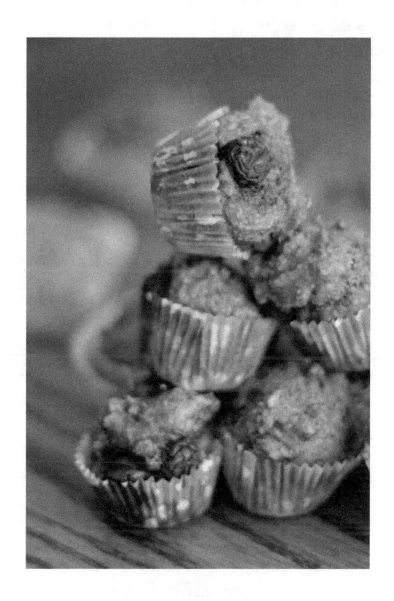

Auténticas galletas saludables

Tiempo de preparación: 10 minutos
Tiempo de cocción: 12-15 minutos
Raciones:4
Ingredientes:

- 1/2 taza de harina de centeno

- 1 taza de harina de espelta

- 2 cucharaditas de semillas de sésamo

- 1 cucharadita de jarabe de agave

- 1 cucharadita de sal

- 2 cucharadas de aceite de semilla de uva

- 3/4 de taza de agua de manantial

Direcciones:

1. En 330 grados F, Precaliente la freidora de aire

2. Tome un tazón mediano y agregue todos los **ingredientes**, mezcle bien

3. Hacer la bola de masa

4. Preparar un lugar para extender la masa, cubrirla con un trozo de pergamino

5. Engrasar ligeramente el papel con aceite de semillas de uva, colocar la masa

6. Estirar la masa con un rodillo, añadir más harina si es necesario

---

7. Toma un cortador de formas y corta la masa en cuadrados

8. Coloque los cuadrados en la cesta de cocción de la Air Fryer

9. Cepillar con más aceite

10.   Espolvorear sal

11.   Hornear durante 10-15 minutos hasta que se dore

12.   Deje que se enfríe, sirva y disfrute.

La nutrición:

Calorías: 226 kcal

Carbohidratos: 41 g

Grasa: 3 g

Proteínas: 11 g

Tortilla Chips

Tiempo de preparación: 10 minutos
Tiempo de cocción: 8-12 minutos
Porciones: 4
Ingredientes:

- 2 tazas de harina de espelta

- 1 cucharadita de sal

- 1/2 taza de agua de manantial

- 1/3 de taza de aceite de semilla de uva

Direcciones:

1. Precaliente su Air Fryer a 320 grados F

2. Tome el procesador de alimentos y agregue la sal, la harina y procese bien durante 15 segundos

3. Añadir poco a poco el aceite de semilla de uva hasta que se mezcle

4. Sigue mezclando hasta que tengas una buena masa

5. Formar la superficie de trabajo y cubrirla con un trozo de pergamino, espolvorear harina

6. Amasar la masa durante 1-2 minutos

7. Engrasar la cesta de cocción con aceite

8. Transfiera la masa a la cesta de cocción, pinte con aceite y espolvoree sal

9. Cortar la masa en 8 triángulos

10. Hornear durante unos 8-12 minutos hasta que se doren

11. Servir y disfrutar una vez hecho!

La nutrición:

Calorías: 288 kcal

Carbohidratos: 18 g

Grasa: 17 g

Proteínas: 16 g

Galletas con especias de calabaza

Tiempo de preparación: 10 minutos
Tiempo de cocción: 60 minutos
Porciones: 06
Ingredientes:

- 1/3 taza de harina de coco
- 2 cucharadas de especias para pastel de calabaza
- ¾ de taza de semillas de girasol
- ¾ de taza de linaza
- 1/3 taza de semillas de sésamo
- 1 cucharada de cáscara de psilio en polvo
- 1 cucharadita de sal marina
- 3 cucharadas de aceite de coco derretido
- 11/3 tazas de agua alcalina

Direcciones:

1. Poner el horno a 300 grados F.

2. Combinar todos los **ingredientes** secos en un bol.

3. Añadir el agua y el aceite a la mezcla y mezclar bien.

4. Deje que la masa permanezca de 2 a 3 minutos.

5. Extienda la masa de manera uniforme en una bandeja para galletas forrada con papel pergamino.

6. Hornear durante 30 minutos.

7. Reducir el calor del horno a bajo y hornear durante otros 30 minutos.

8. Partir el pan en trozos del tamaño de un bocado.

9. Servir

La nutrición:
Calorías 248
Grasa total 15,7 g
Grasas saturadas 2,7 g
Colesterol 75 mg
Sodio 94 mg
Carbohidratos totales 0,4 g
Fibra 0g
Azúcar 0 g
Proteínas 24,9 g

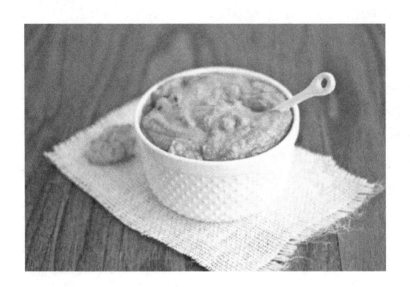

Nueces tostadas picantes

Tiempo de preparación: 10 minutos
Tiempo de cocción: 15 minutos
Porciones: 4
Ingredientes:

- 8 oz. de pacanas o almendras o nueces

- 1 cucharadita de sal marina

- 1 cucharada de aceite de oliva o de coco

- 1 cucharadita de comino molido

- 1 cucharadita de pimentón en polvo o chile en polvo

Direcciones:

1. Añade todos los **ingredientes** a una sartén.

2. Tostar las nueces hasta que se doren.

3. Servir y disfrutar.

La nutrición:

Calorías 287
Grasa total 29,5 g
Grasas saturadas 3 g
Colesterol 0 mg
Carbohidratos totales 5,9 g
Azúcar 1,4g
Fibra 4,3 g
Sodio 388 mg

Proteínas 4,2 g

Galletas de trigo

Tiempo de preparación: 10 minutos
Tiempo de cocción: 20 minutos
Porciones: 4
Ingredientes:

- 1 3/4 tazas de harina de almendra

- 1 1/2 tazas de harina de coco

- 3/4 de cucharadita de sal marina

- 1/3 de taza de aceite vegetal

- 1 taza de agua alcalina

- Sal marina para espolvorear

Direcciones:

1. Poner el horno a 350 grados F.

2. Mezclar la harina de coco, la harina de almendra y la sal en un bol.

3. Incorporar el aceite vegetal y el agua. Mezclar bien hasta que quede suave.

4. Extienda esta masa sobre una superficie enharinada hasta formar una lámina fina.

5. Corta pequeños cuadrados de esta hoja.

6. Colocar los cuadrados de masa en una bandeja para hornear forrada con papel pergamino.

7. Durante unos 20 minutos, hornear hasta que tenga un color dorado claro.

8. Sirve.

La nutrición:
Calorías 64
Grasa total 9,2 g
Grasas saturadas 2,4 g
Colesterol 110 mg
Sodio 276 mg
Carbohidratos totales 9,2 g
Fibra 0,9 g
Azúcar 1,4 g
Proteína 1,5 g

Patatas fritas

Tiempo de preparación: 10 minutos
Tiempo de cocción: 20 minutos
Porciones: 4
Ingredientes:

- 1 cucharada de aceite vegetal

- 1 patata, cortada en rodajas finas

- Sal marina, al gusto

Direcciones:

1. Mezclar la patata con el aceite y la sal marina.

2. Extiende las rodajas en una fuente de horno en una sola capa.

3. Cocinar en el microondas durante 5 minutos hasta que se dore.

4. Sirve.

La nutrición:

Calorías 80

Grasa total 3,5 g

Grasas saturadas 0,1 g

Colesterol 320 mg

Sodio 350 mg

Carbohidratos totales 11,6 g

Fibra 0,7 g

Azúcar 0,7 g

Proteína 1,2 g

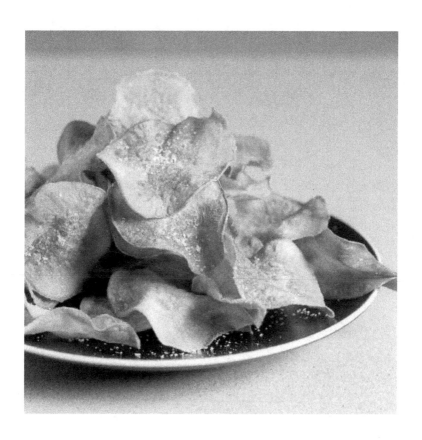

CPSIA information can be obtained
at www.ICGtesting.com
Printed in the USA
BVHW040037200421
605310BV00009B/803

9 781801 755344